儿童性教育启蒙绘本

学会表达我的感受

胡玥 / 著　派糖童书 / 绘

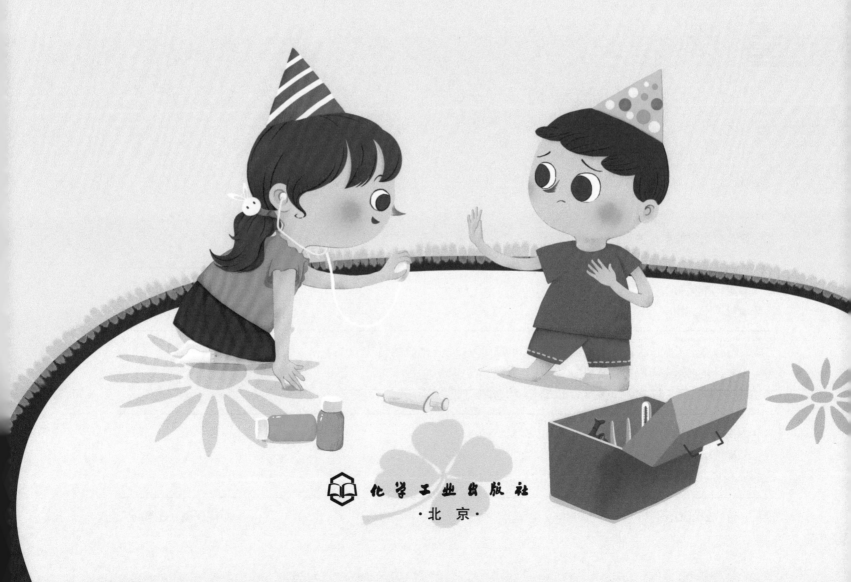

化学工业出版社
·北京·

图书在版编目（CIP）数据

学会表达我的感受 / 胡玥著；派糖童书绘. —北京：化学工业出版社，2020.8（2025.6重印）

（儿童性教育启蒙绘本）

ISBN 978-7-122-37033-4

Ⅰ.①学… Ⅱ.①胡… ②派… Ⅲ.①感觉器官-儿童读物 Ⅳ.①R322.9-49

中国版本图书馆CIP数据核字（2020）第083358号

儿童性教育启蒙绘本：学会表达我的感受
ERTONG XINGJIAOYU QIMENG HUI BEN XUEHUI BIAODA WODE GANSHOU

责任编辑：潘英丽　王婷婷

责任校对：王　静

出版发行：化学工业出版社（北京市东城区青年湖南街13号　邮政编码：100011）

印　　装：北京建宏印刷有限公司

787mm×1092mm　1/12　印张 3½　2025年6月北京第1版第5次印刷

购书咨询：010-64518888　售后服务：010-64518899

网　　址：http://www.cip.com.cn

凡购买本书，如有缺损质量问题，本社销售中心负责调换。

定　　价：25.00元

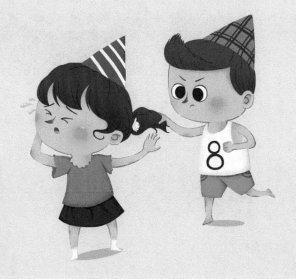

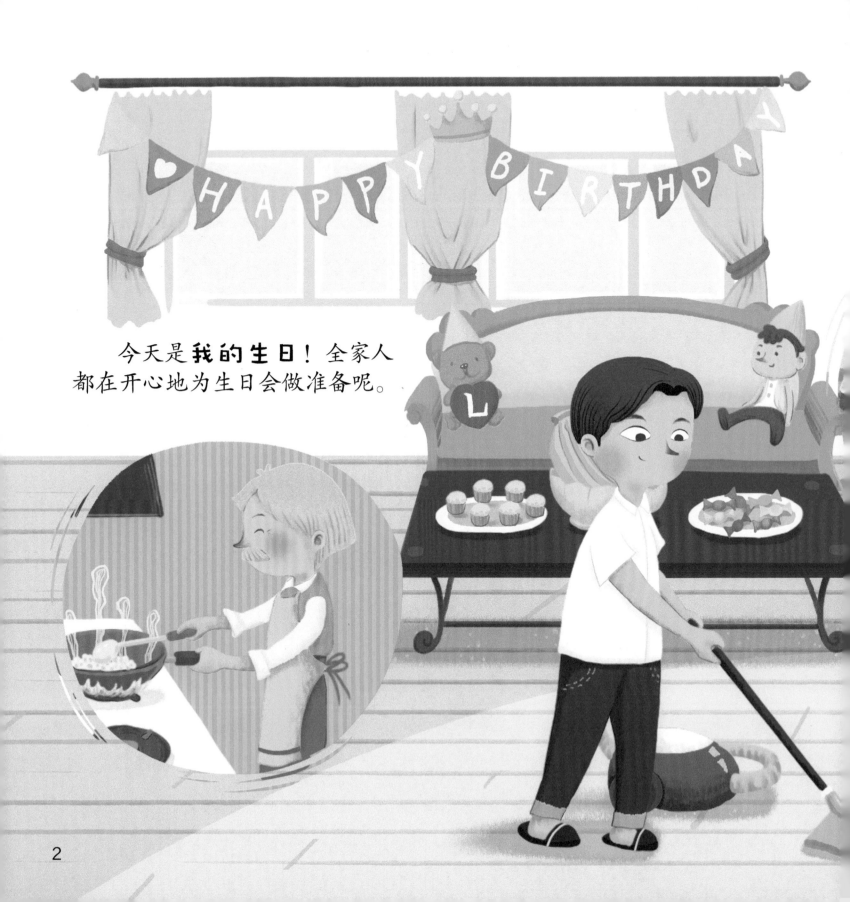

今天是**我的生日**！全家人都在开心地为生日会做准备呢。

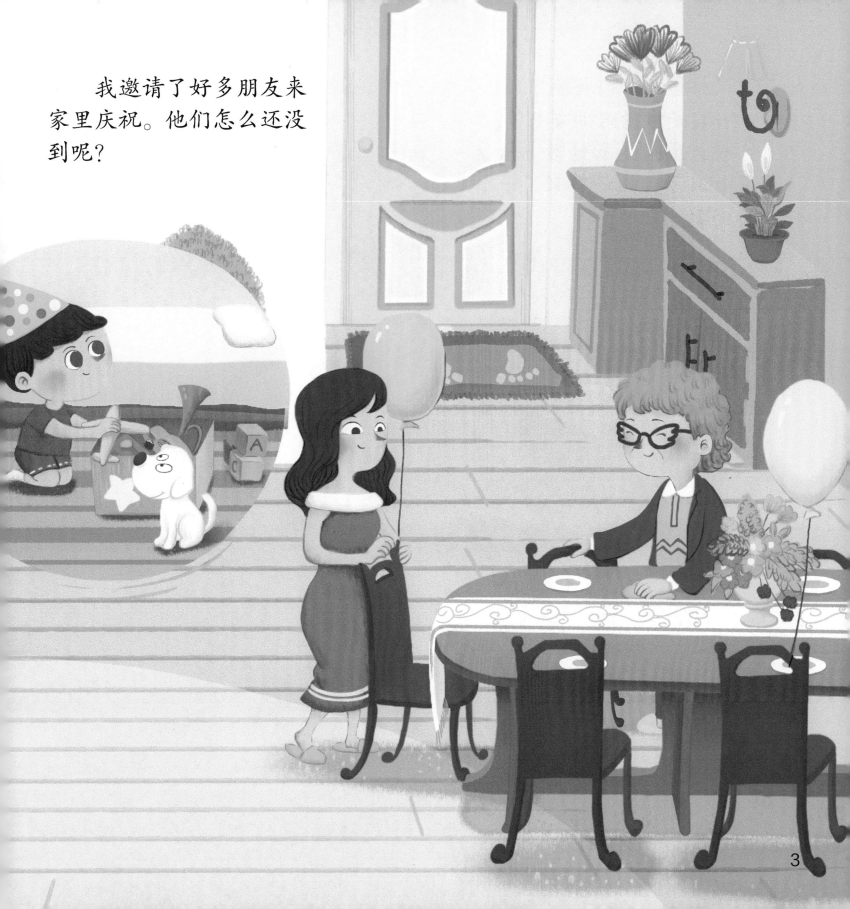

我邀请了好多朋友来家里庆祝。他们怎么还没到呢？

3

"叮咚！"门铃响了。
一定是我的好朋友来了！
哦，原来是姑姑呀。姑姑最喜欢我了，她还带来了一个大大的**礼物**。

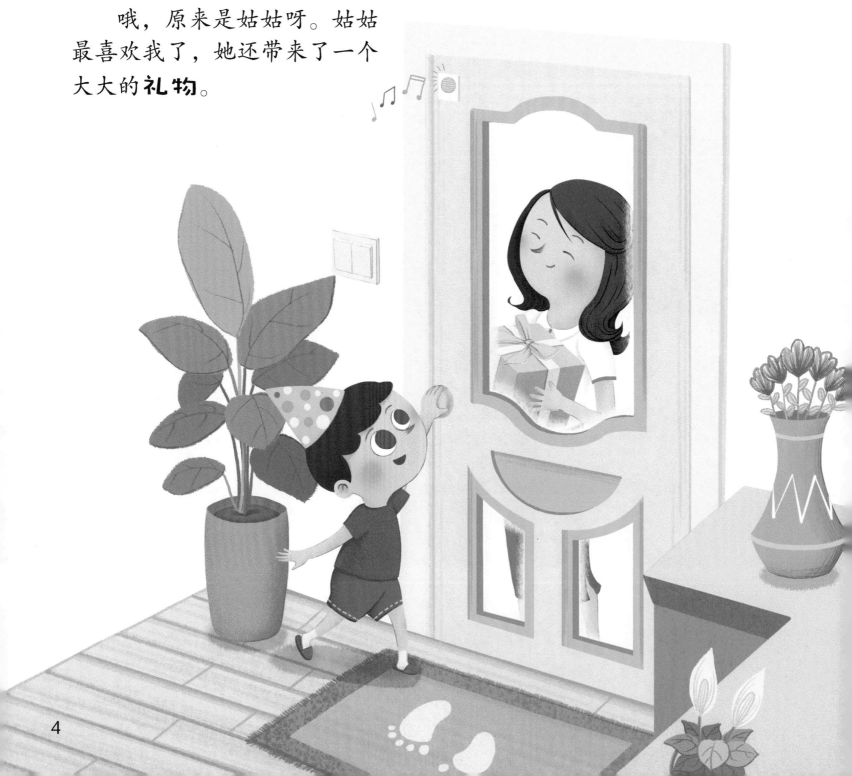

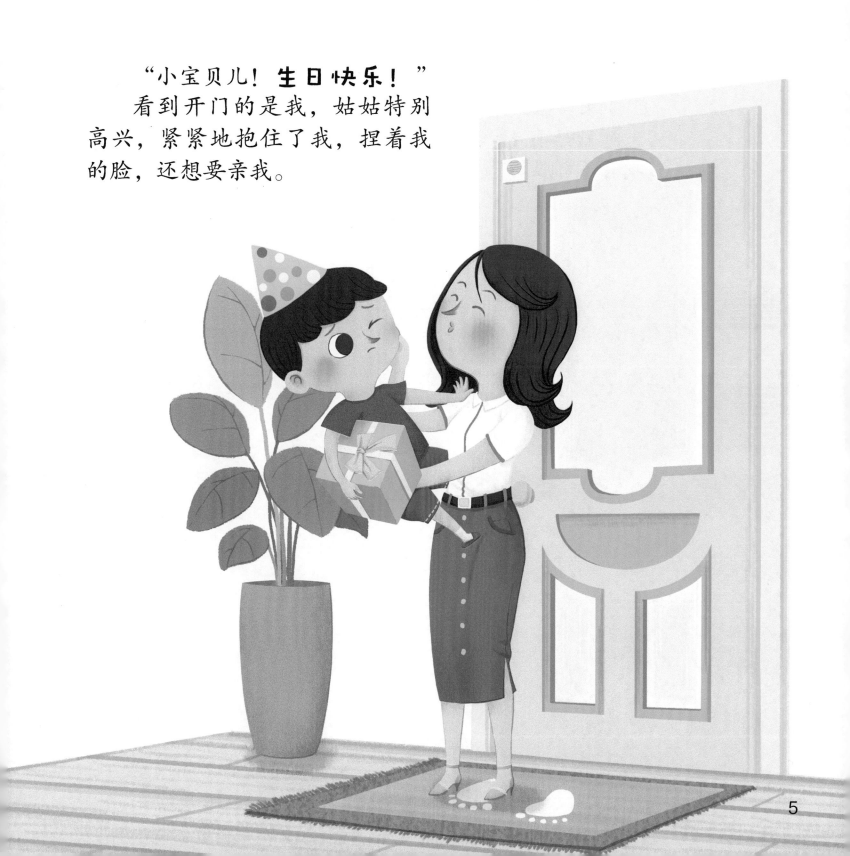

"小宝贝儿！**生日快乐！**"

看到开门的是我，姑姑特别高兴，紧紧地抱住了我，捏着我的脸，还想要亲我。

大人们老是这样，喜欢使劲儿捏小朋友的脸，或者用力地亲亲和抱抱。可是我被捏疼了，**一点儿也不喜欢**这样。

于是，我决定——

对姑姑**礼貌地说"不！"**。爸爸妈妈曾经告诉过我，当我有不舒服的感觉时可以这么做。

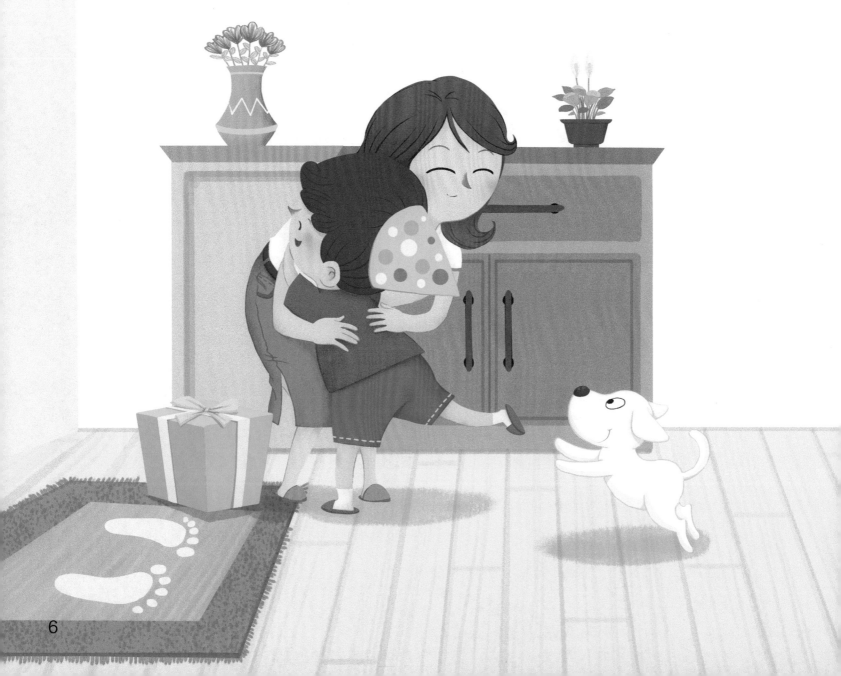

"姑姑，您这样会弄疼我的。我喜欢您的亲吻和拥抱，但是请**轻一点儿**，好吗？现在，我能轻轻地亲一下您吗？"

"好的，宝贝儿，姑姑没有注意到你的感受。**真对不起，谢谢你告诉我。**姑姑可不想弄疼你。我向你保证，下次会轻轻地亲你。"

"好的！谢谢姑姑！我们一起去拆礼物吧……"

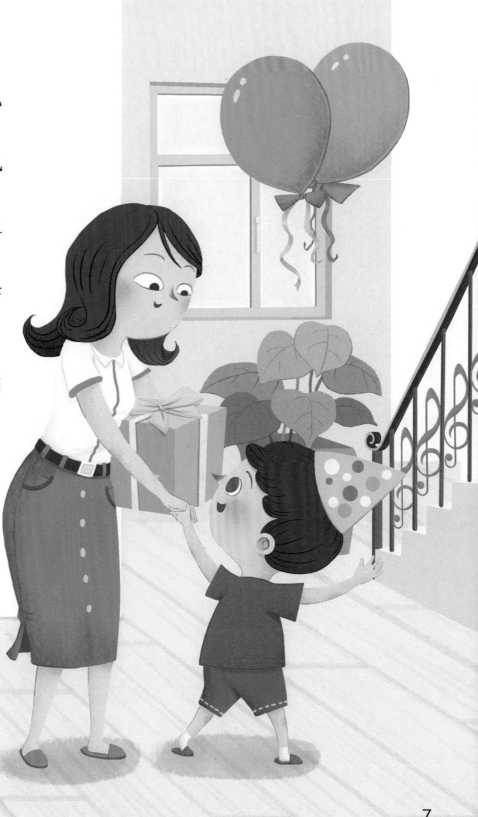

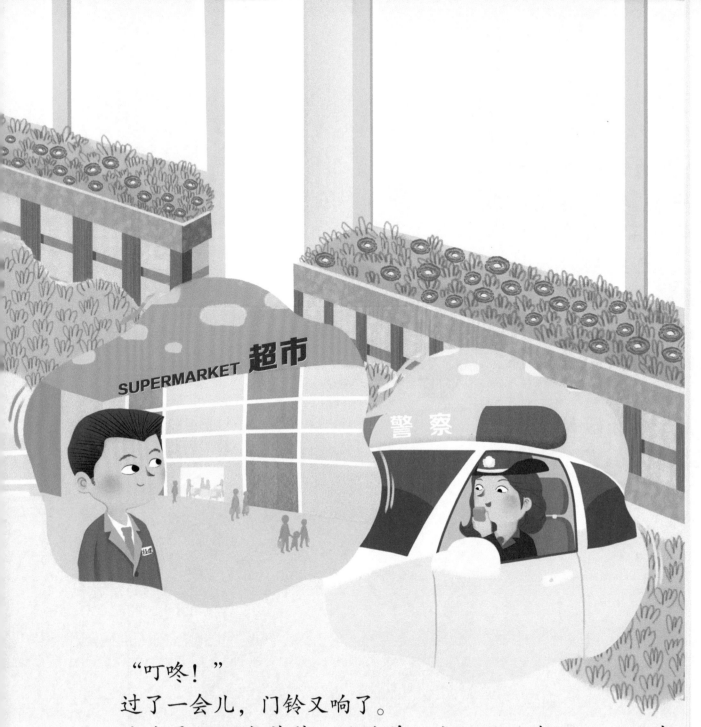

　　"叮咚！"

　　过了一会儿，门铃又响了。

　　这次是好朋友菲菲，她抱着一个娃娃站在门口。还有
她的爸爸妈妈也来了，她的爸爸是一个大超市的经理，她
的妈妈也很酷，是一位警察。

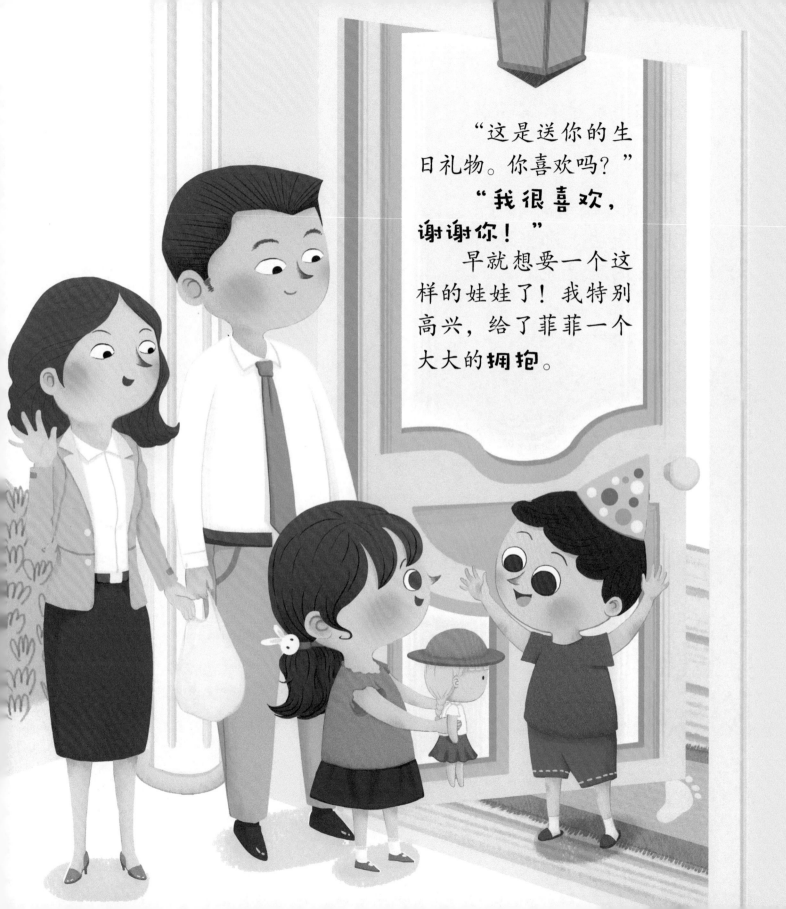

"这是送你的生日礼物。你喜欢吗？"

"我很喜欢，谢谢你！"

早就想要一个这样的娃娃了！我特别高兴，给了菲菲一个大大的**拥抱**。

"我们去玩过家家的游戏吧！"
"好啊！"
于是，我拉着菲菲的手，往我的房间走去。那里还有好多好玩儿的玩具呢。

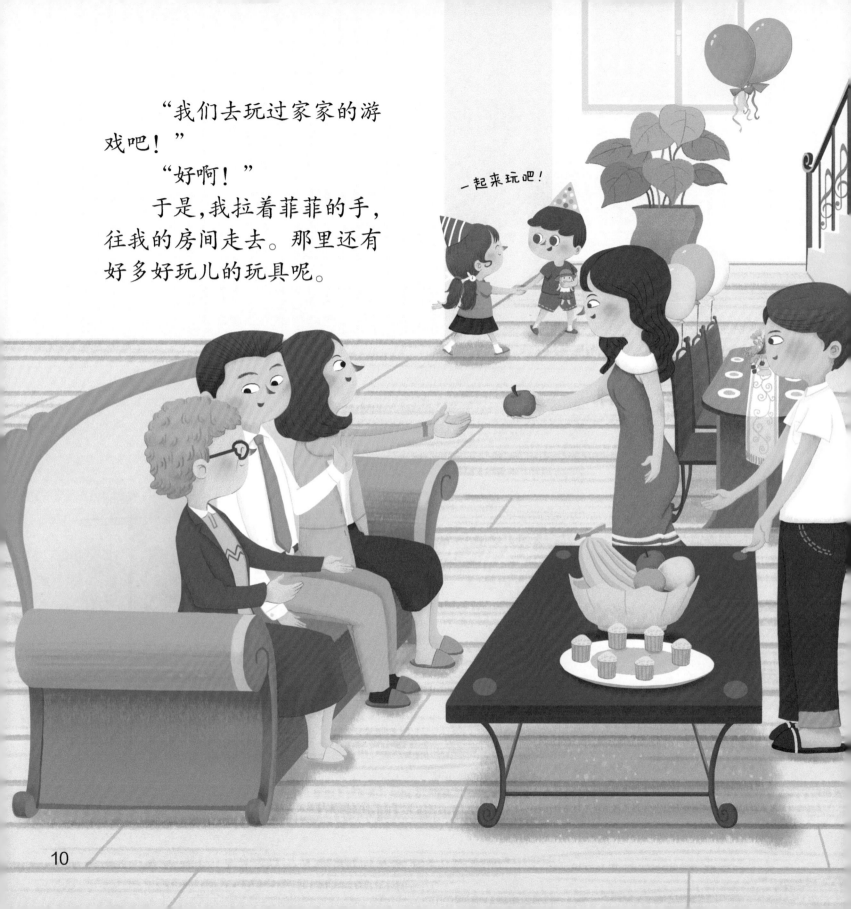

一起来玩吧！

10

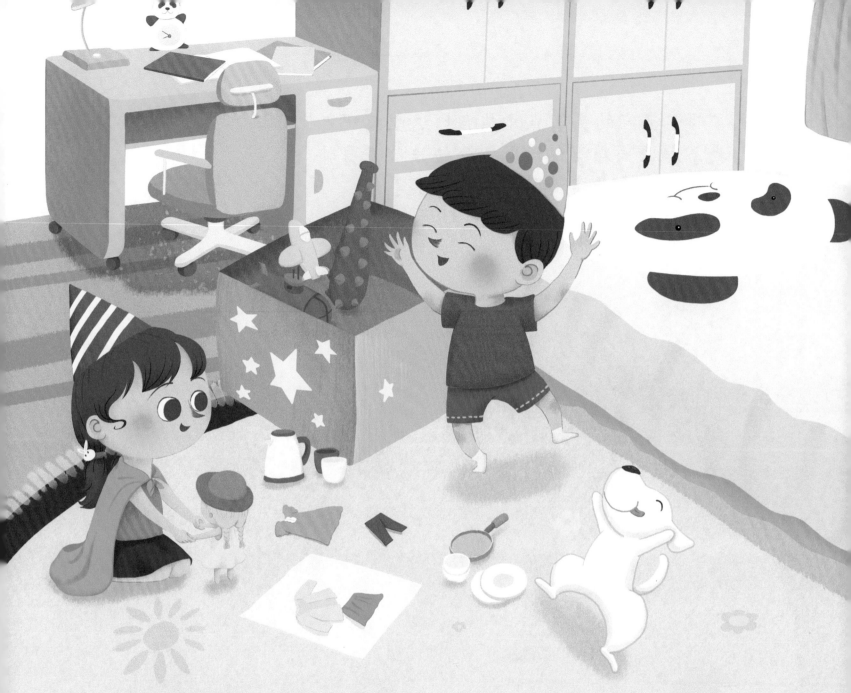

"我们给娃娃换个漂亮的衣服吧。"

"好哇，那你当妈妈，我当爸爸。我们给她洗澡、换衣服。"

我们给娃娃换上了新衣服后，菲菲拿起旁边的小毯子当作披风套在身上，扭呀扭地跳起舞来。我们俩边笑边跳，可开心了！

"呀，宝宝的头有点儿热啊！这里疼吗？"
我拿起医药箱里的玩具，给娃娃检查身体。
哈哈，我可是个非常棒的"医生"呢！

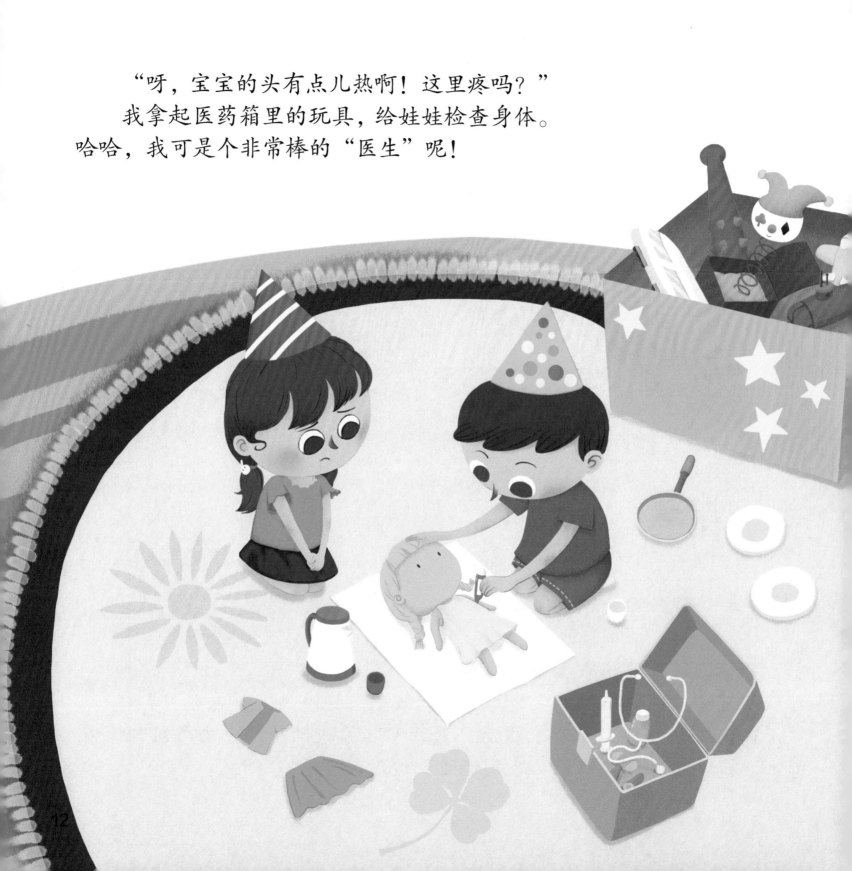

"你是不是也感冒了？我来给你检查检查。"菲菲拿着玩具假装检查我的胸口和肚子。

　　"不能随便掀我的衣服，我才不要让你检查呢！"我边摇头边说。

　　"妈妈带我去医院时，医生检查身体就是这样的。如果你给我看你的身体，我也给你看我的，好不好？"菲菲想了一会，回答道。

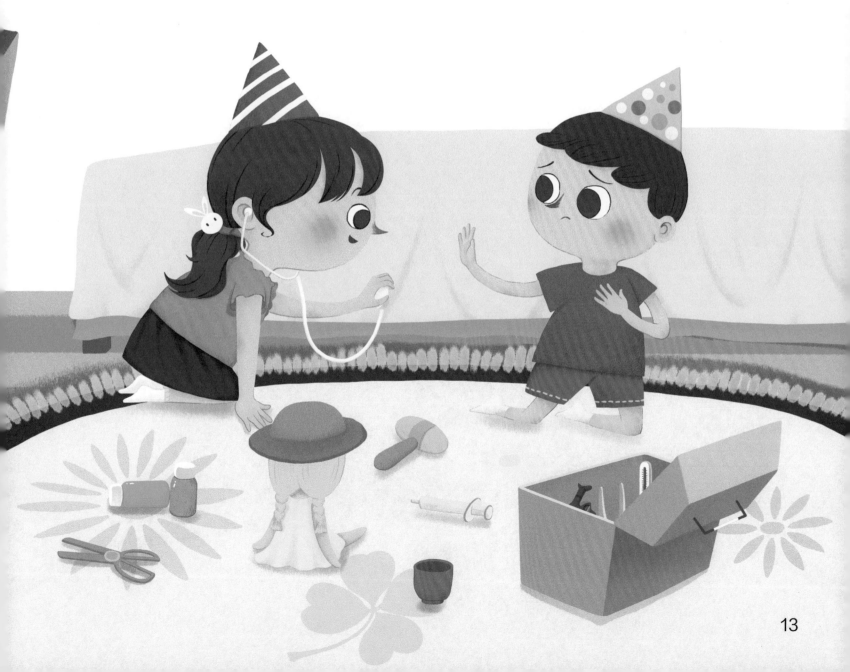

13

菲菲学着医生检查身体的样子，摸了摸我的肚子，又摸了摸我的腿，差点儿就碰到我的隐私部位了！

　　我觉得脸有些发烫，有种奇怪的、不好意思的感觉，没有刚才玩过家家游戏时那么开心了。

　　忽然想起来妈妈给我看过图画书，告诉过我：**其他人不能随便触摸我的身体**，尤其是生殖器官。

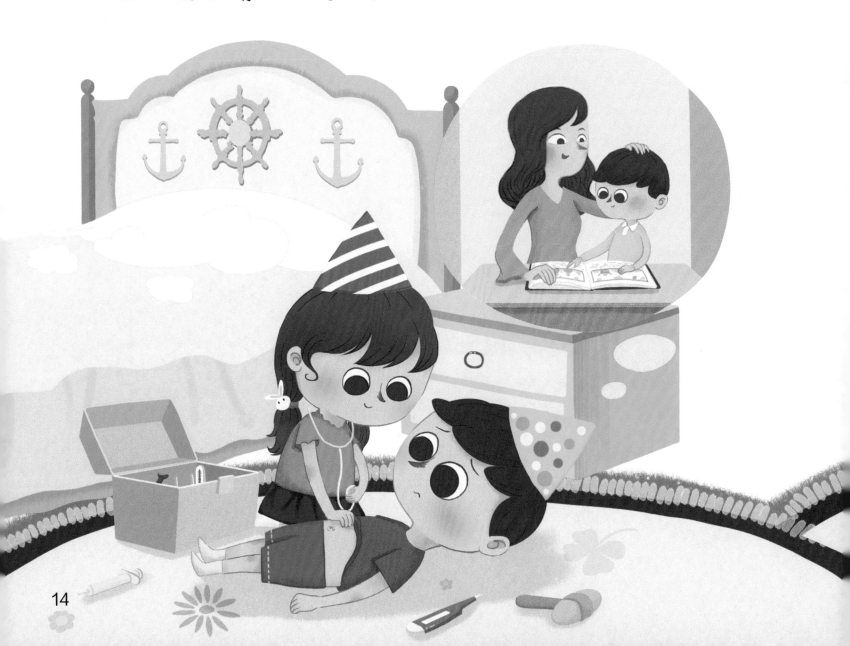

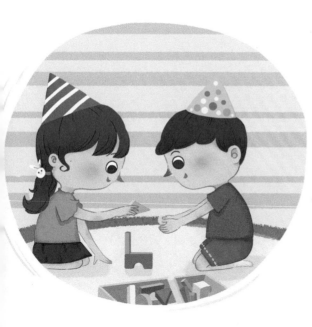

于是，我对菲菲说："**不，我不喜欢，也不想让你摸我。妈妈说这是我的隐私部位**，如果你那么做了，我会觉得很不舒服。"

菲菲想了想，边点头边说："好的，你说得对。我喜欢挠痒痒，觉得这样很好玩儿，不知道你会不开心。那我不碰你啦，我们不玩这个游戏了，一起来搭积木吧！"

——如果你觉得不舒服，就把你的感受表达出来，**勇敢、坚定地说"不！"**。

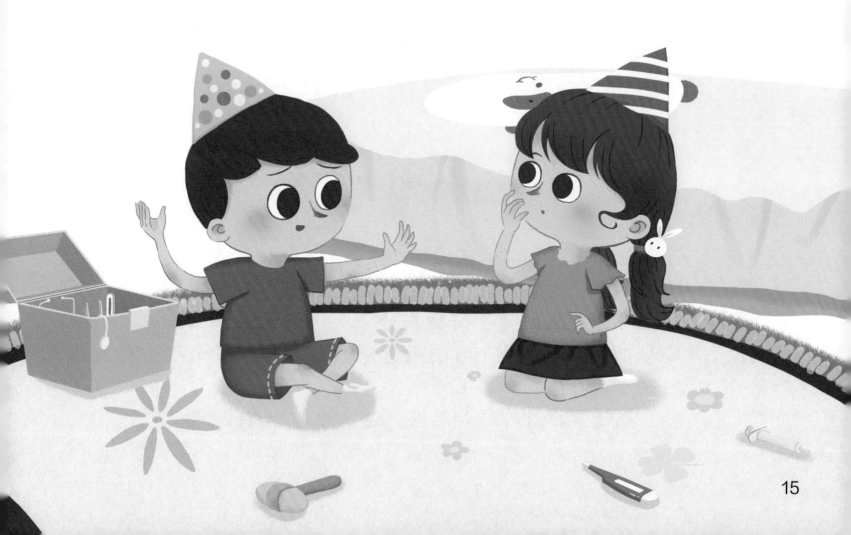

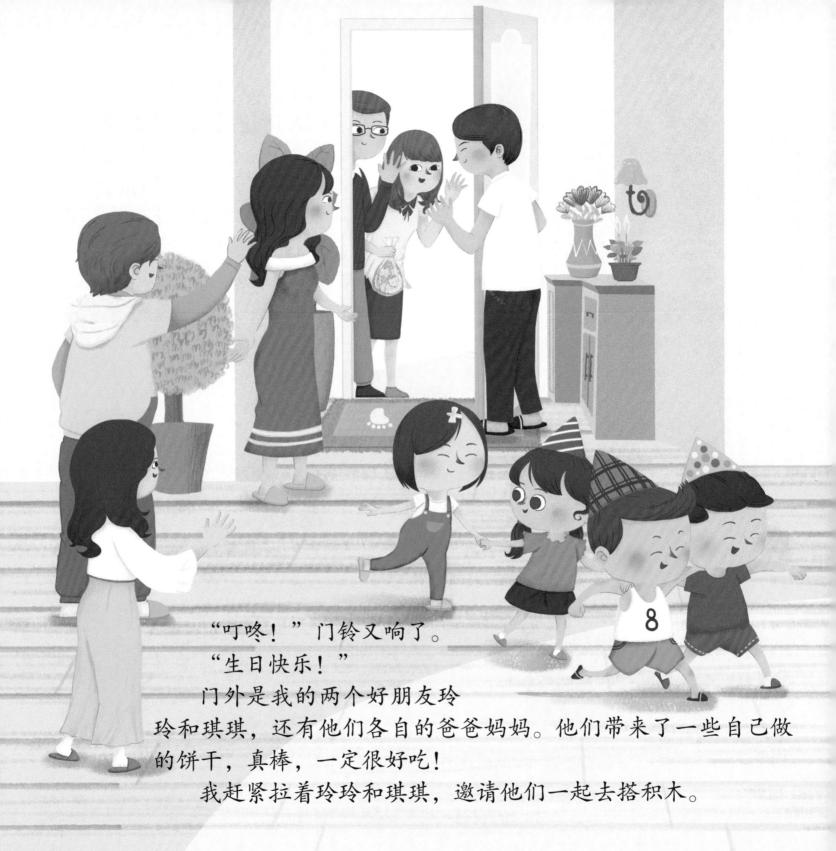

"叮咚！"门铃又响了。

"生日快乐！"

门外是我的两个好朋友玲玲和琪琪，还有他们各自的爸爸妈妈。他们带来了一些自己做的饼干，真棒，一定很好吃！

我赶紧拉着玲玲和琪琪，邀请他们一起去搭积木。

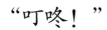

"叮咚！"

这次又会是谁呢？

小朋友们都立刻转头跑向门口，想要看看是谁来了。

一个害羞的男孩达达和他的妈妈一起走了进来，他的妈妈是一位婚礼主持人。

其他小朋友一看是达达，就开始喊他的外号，笑话他。达达更不好意思了，犹豫着不敢走进屋里，脸变得通红。

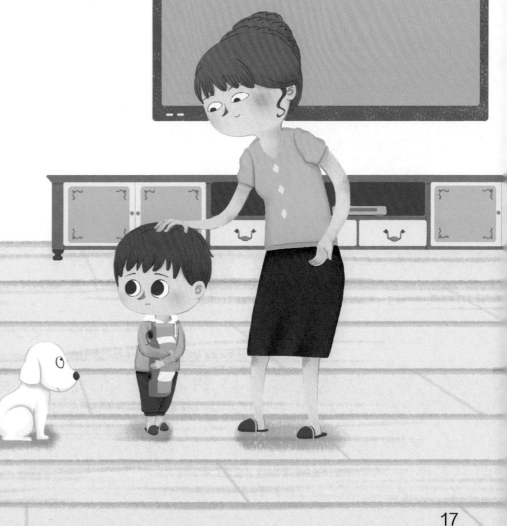

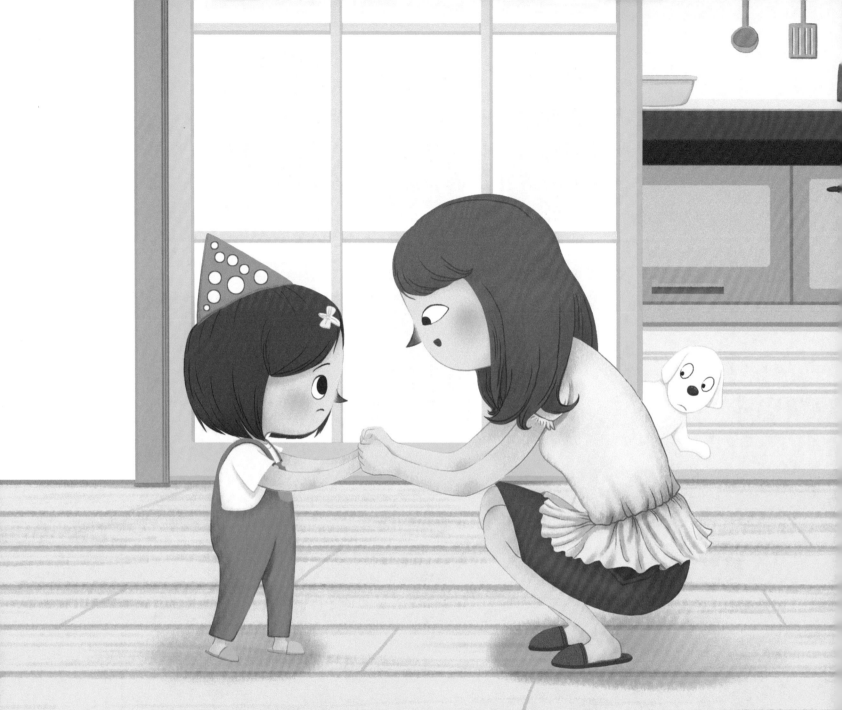

"达达是你们的**朋友**，你们这样对待朋友很不友好。妈妈不希望你这么做，你也不希望别人这么对待你，是不是？"玲玲的妈妈蹲下来，对玲玲说道。

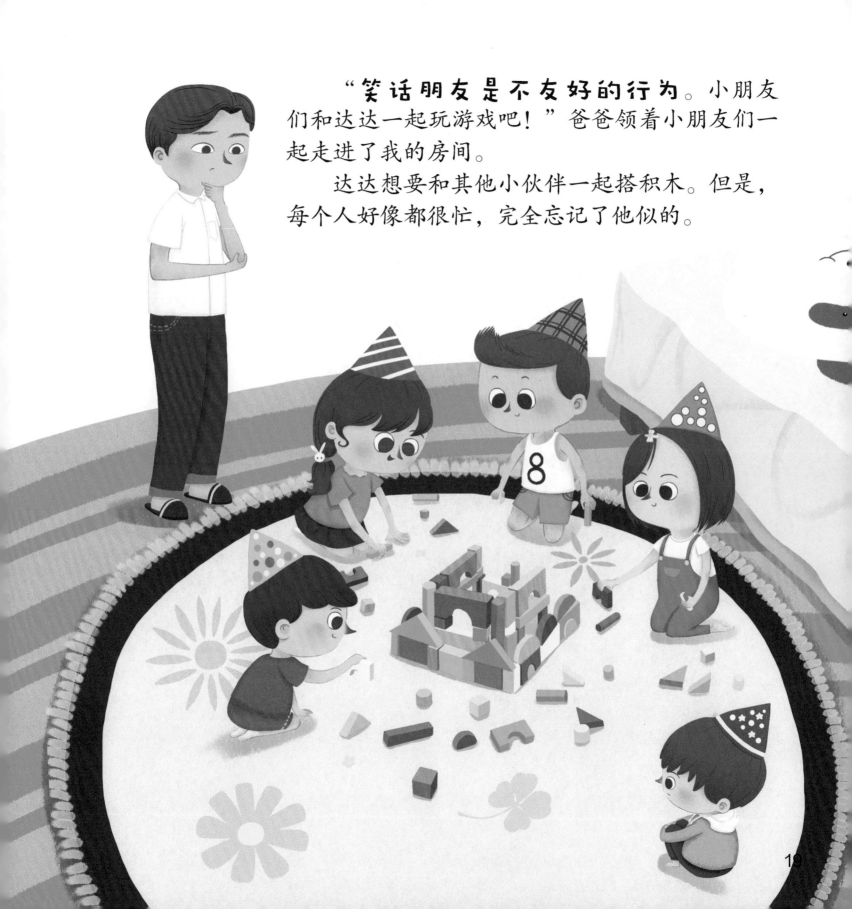

　　"笑话朋友是不友好的行为。小朋友们和达达一起玩游戏吧！"爸爸领着小朋友们一起走进了我的房间。

　　达达想要和其他小伙伴一起搭积木。但是，每个人好像都很忙，完全忘记了他似的。

19

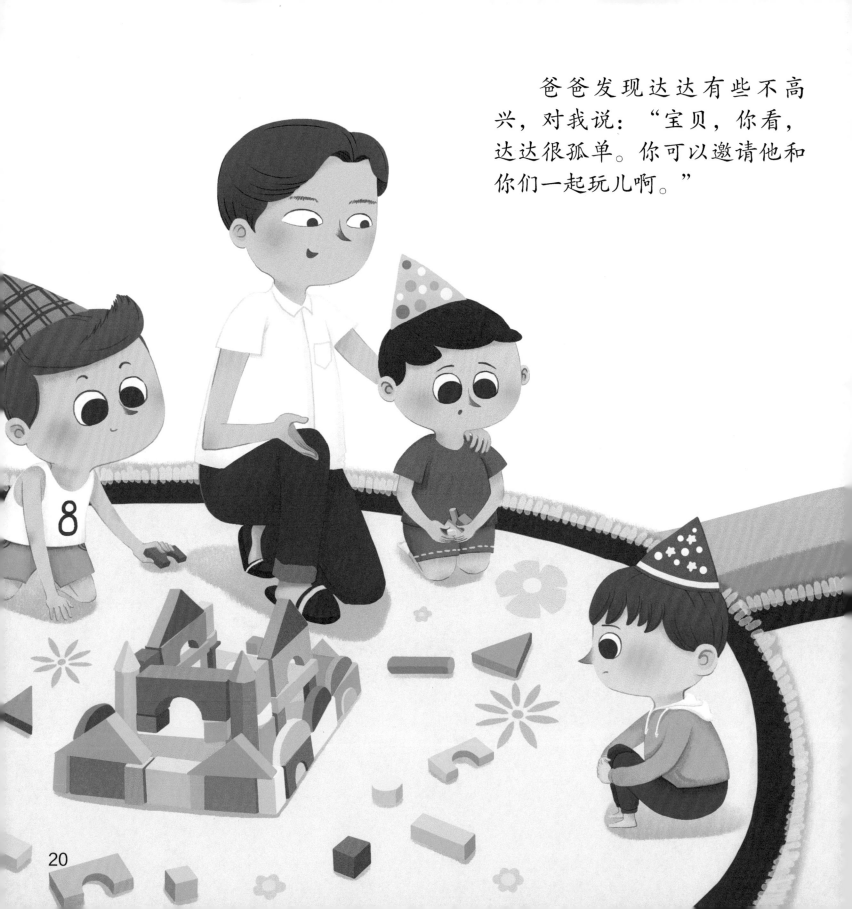

爸爸发现达达有些不高兴，对我说："宝贝，你看，达达很孤单。你可以邀请他和你们一起玩儿啊。"

20

"达达，帮我一起搭这栋房子吧！我需要你的帮忙，快过来呀！"我微笑着对达达说。

达达走到我旁边，脸上露出了笑容。于是，我们在一起开心地玩了起来。

——你看，当有人害羞时，你对他**微笑**，他就会感觉好多了。

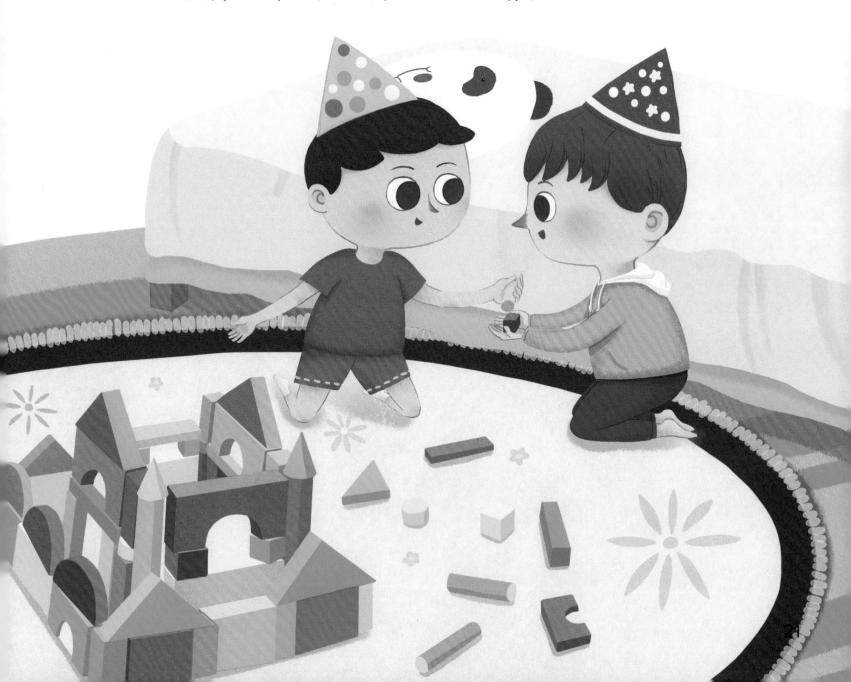

过了一会儿，琪琪需要一块圆形积木，他左看看、右看看，找了半天，发现原来积木在菲菲手里。于是，他突然抢走了那块积木。

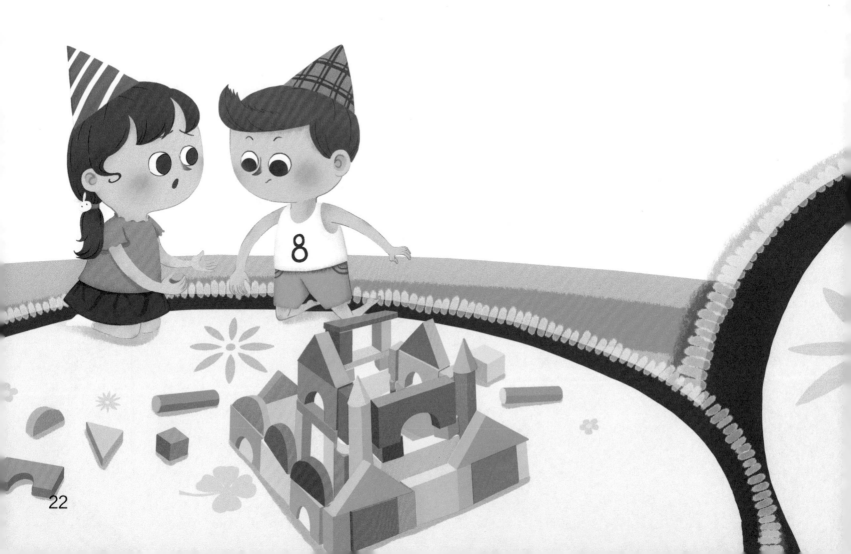

菲菲先是愣住了，接着站起来跺着脚，生气地拿起另一块积木朝着琪琪扔了过去。

可是——不小心砸倒了小伙伴们刚刚搭起的"大楼"！

大家顿时傻眼了，一起辛苦搭的楼房全毁了……

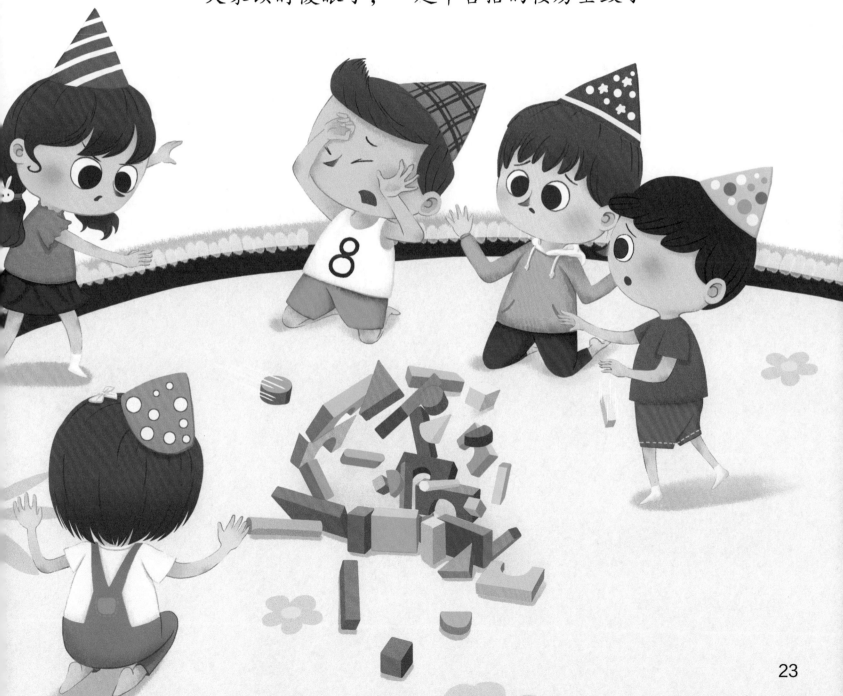

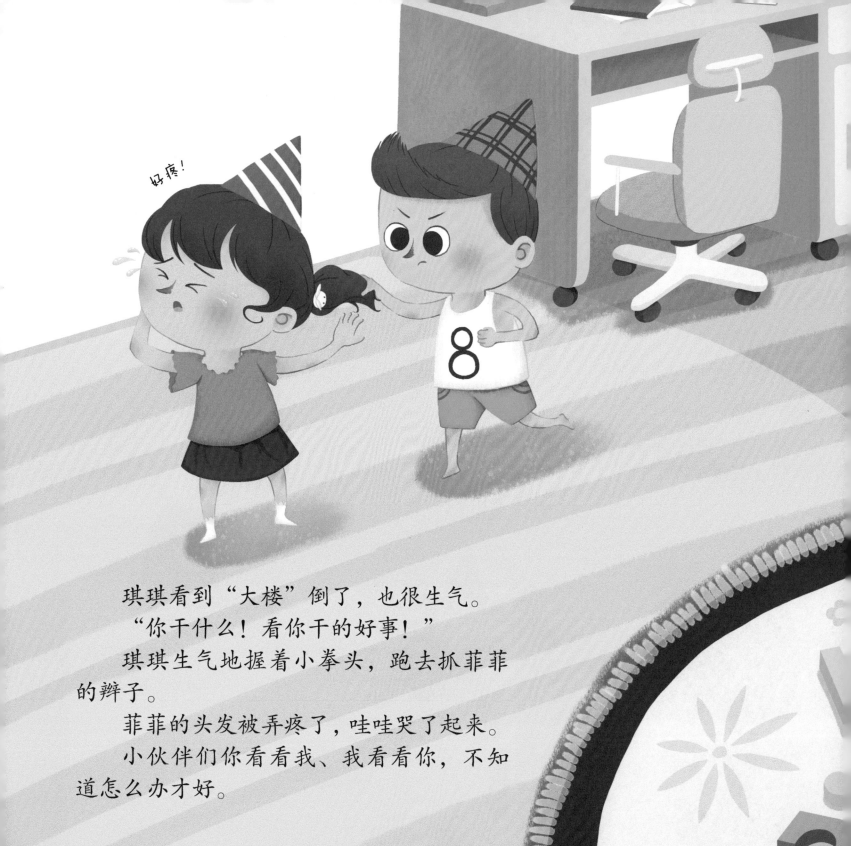

琪琪看到"大楼"倒了，也很生气。
"你干什么！看你干的好事！"
琪琪生气地握着小拳头，跑去抓菲菲的辫子。
菲菲的头发被弄疼了，哇哇哭了起来。
小伙伴们你看看我、我看看你，不知道怎么办才好。

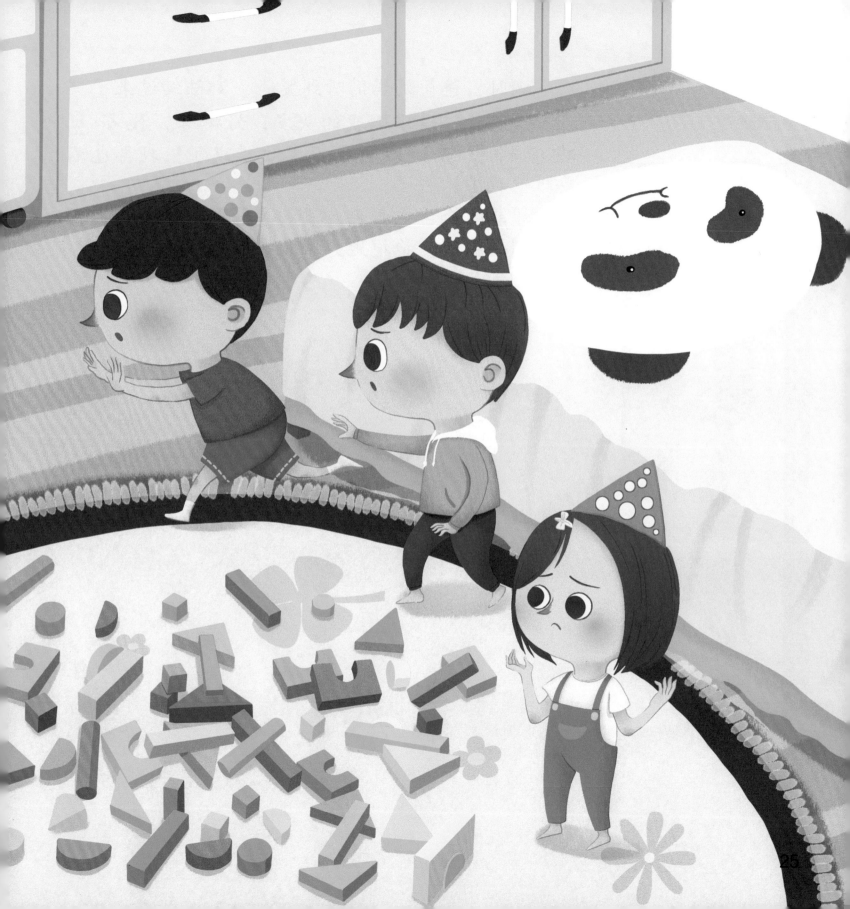

这时，爸爸妈妈们听到哭声，都陆续过来了。

"爸爸，琪琪揪我的头发，好疼呀。**我不喜欢这种感觉！**我再也不喜欢琪琪了！我再也不要跟他玩了！"

菲菲的爸爸抱着她。看到菲菲哭得很伤心，我也走到她旁边，抱抱她，帮她擦眼泪。

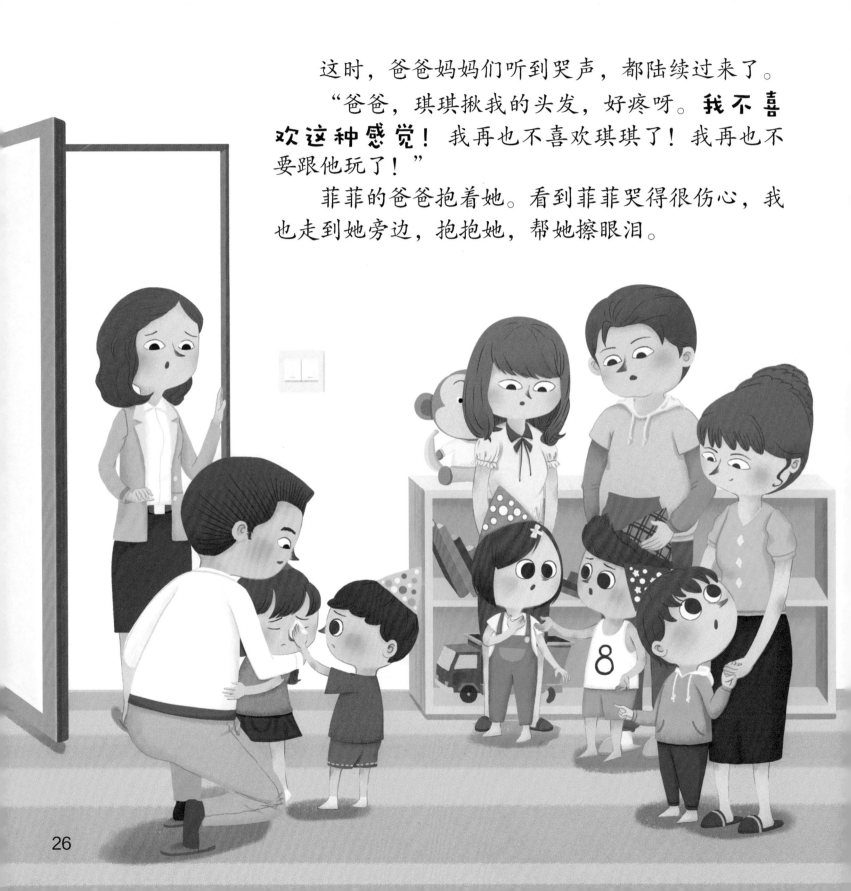

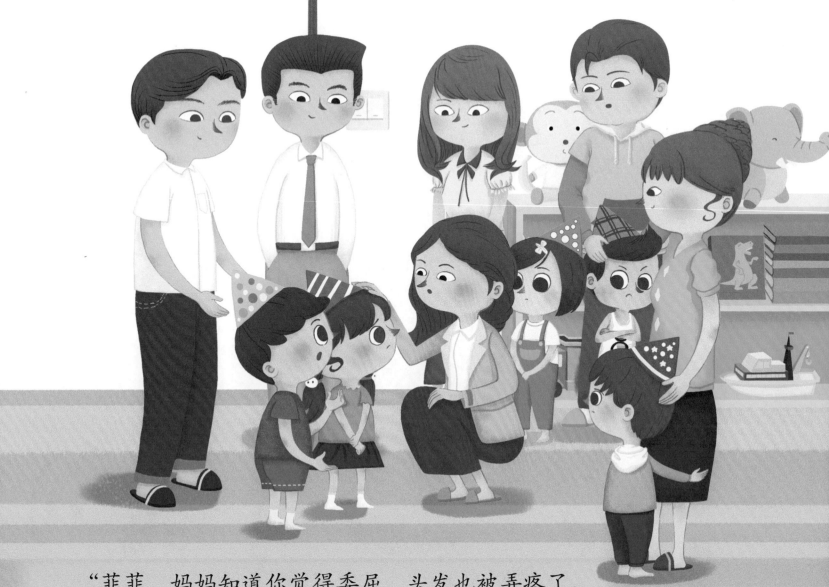

"菲菲，妈妈知道你觉得委屈，头发也被弄疼了。其实我们每个人都会有舒服和不舒服、开心和不开心的感受。如果我们感到不舒服，应该怎么办呢？"

"说'不！'。"我马上回答道。

菲菲的妈妈接着说："对！首先，你可以礼貌地大声说'不！'，说'请不要这么做''你让我感到很不舒服，请离我远一点儿'。把自己的感受和想法说出来，别人才会知道；如果我们只是一味地生气摔东西或欺负他人，事情反而会变得更糟糕。"

"与别人相处时，我们会遇到一些开心或不开心的时候。有时心里会感到很难受、不舒服，甚至身体受到伤害，如果有这样的情况，我们可以和对方谈一谈，**让别人知道我们的感受，学会说'不！'。**"菲菲的爸爸也摸着她的头，微笑着说。

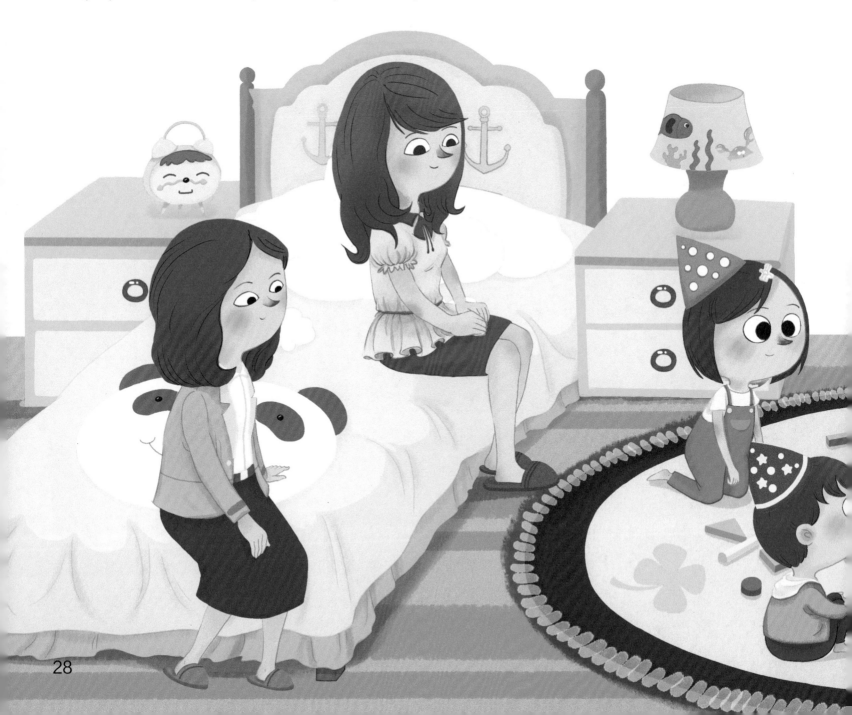

"如果对方还是没有停止他的行为,我们就需要鼓足勇气大声拒绝,告诉他——'**请你住手!**',然后迅速离开。最好的方法是告诉爸爸妈妈、老师,或其他信赖的大人。"

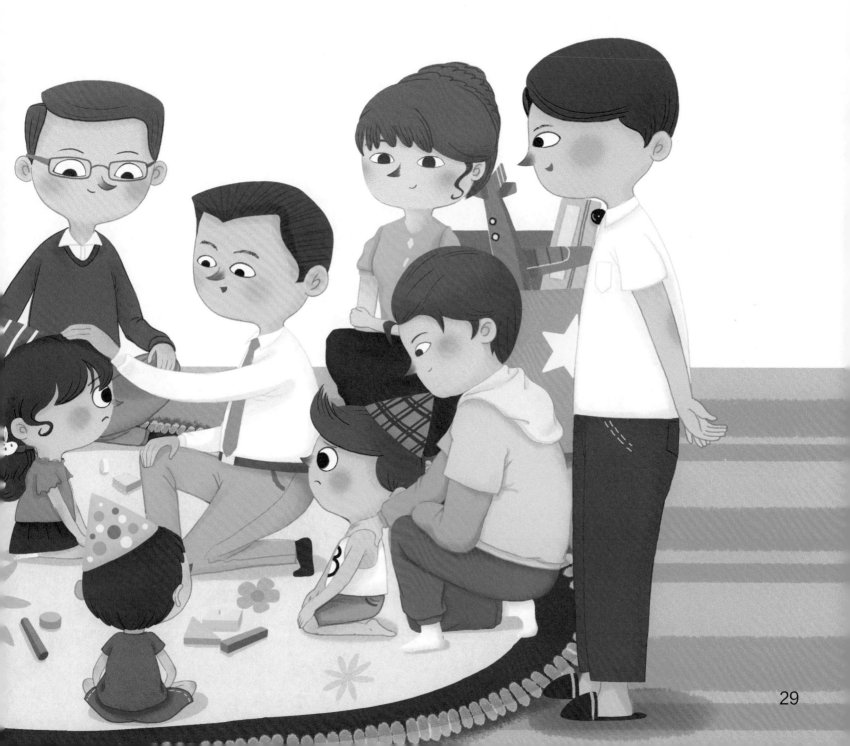

"那……有时候，我觉得很开心、舒服，怎么让别人知道呢？"

"如果你觉得开心，你可以说'**好**''**谢谢**'，或者用**微笑**、**拥抱**来表达你的心情。"

小朋友们都围坐在地毯上认真地听着，时不时点点头，好像听懂了。

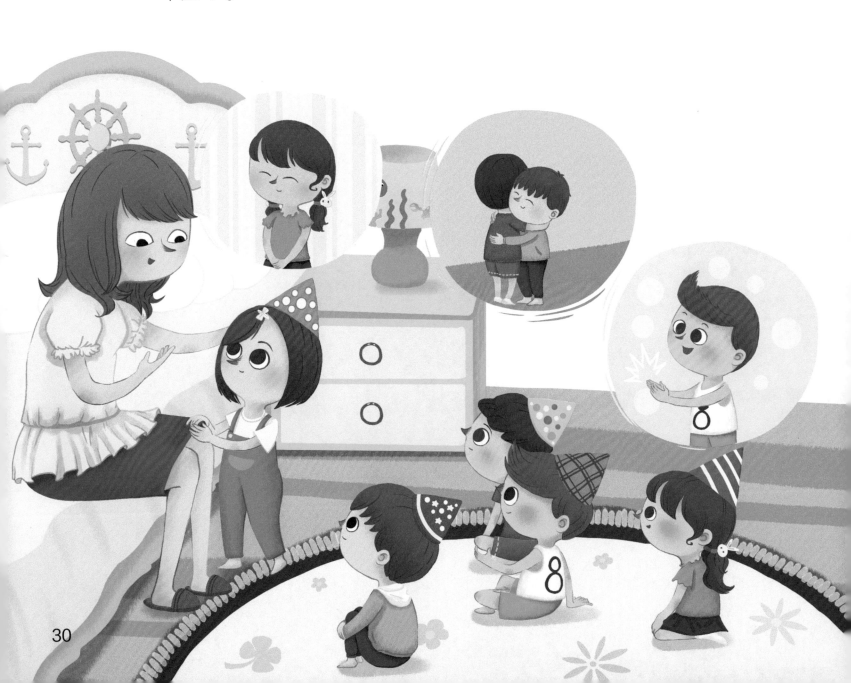

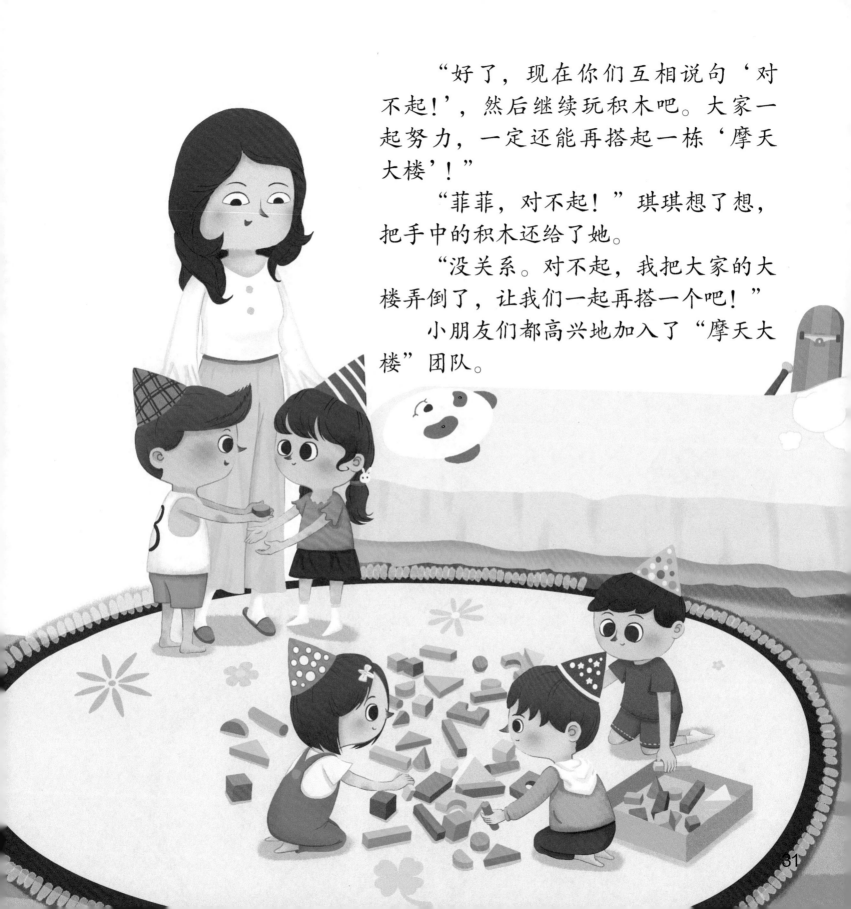

"好了，现在你们互相说句'对不起！'，然后继续玩积木吧。大家一起努力，一定还能再搭起一栋'摩天大楼'！"

"菲菲，对不起！"琪琪想了想，把手中的积木还给了她。

"没关系。对不起，我把大家的大楼弄倒了，让我们一起再搭一个吧！"

小朋友们都高兴地加入了"摩天大楼"团队。

当我小心地把最后一块积木放在大楼的最顶层时，小朋友们都开心地鼓起掌来。

　　玲玲表扬我做得很棒！最后一步是最难的，幸好我们的大楼没有倒。

　　我觉得很开心，听到别人赞美自己的时候，可以说些什么呢？对！"谢谢！"

　　现在，小朋友们都知道在开心、舒服的时候怎么做了；而且，以后如果有不舒服的感觉，也要勇敢地说"不！"。

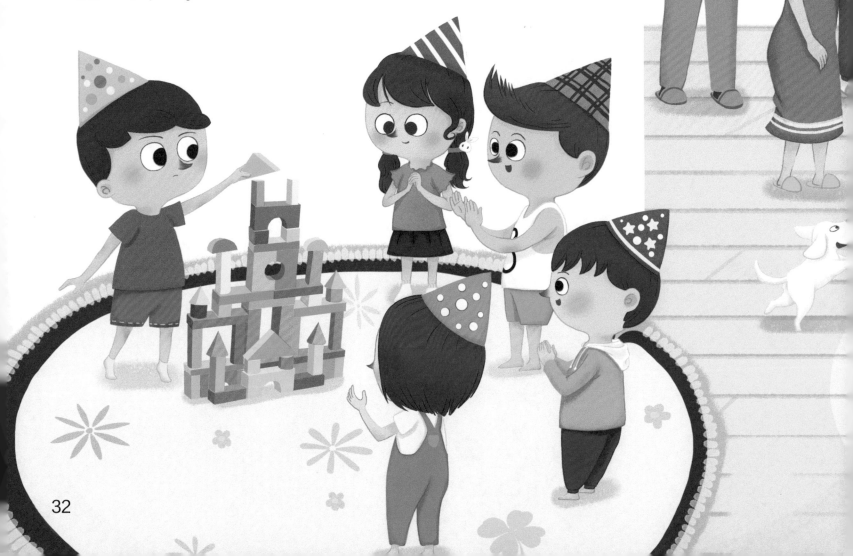

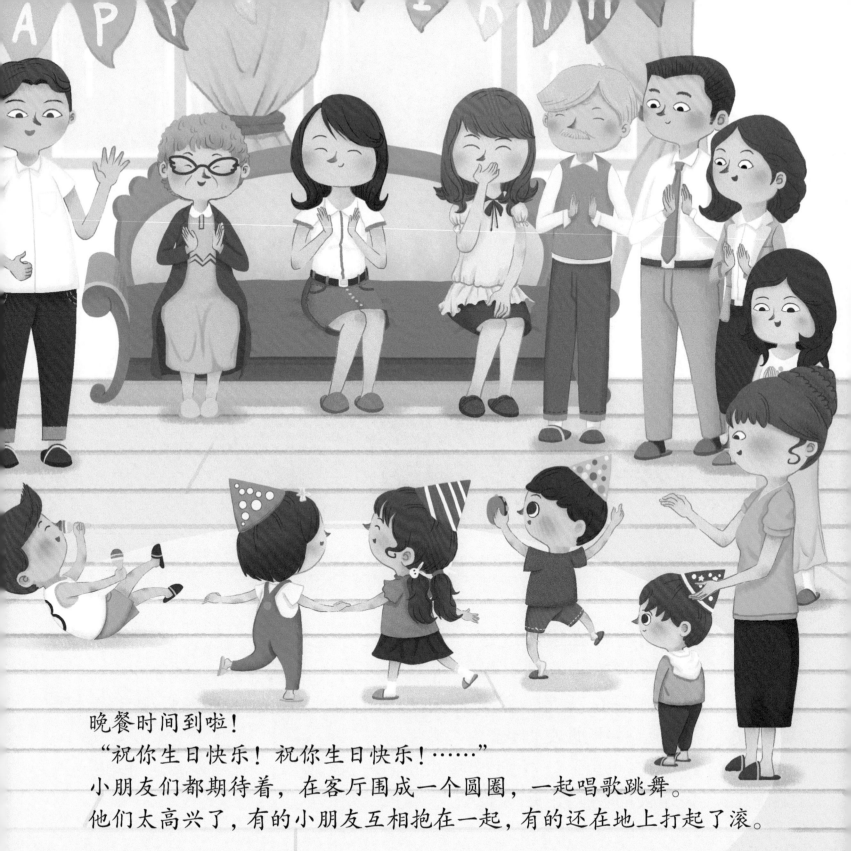

晚餐时间到啦！

"祝你生日快乐！祝你生日快乐！……"

小朋友们都期待着，在客厅围成一个圆圈，一起唱歌跳舞。

他们太高兴了，有的小朋友互相抱在一起，有的还在地上打起了滚。

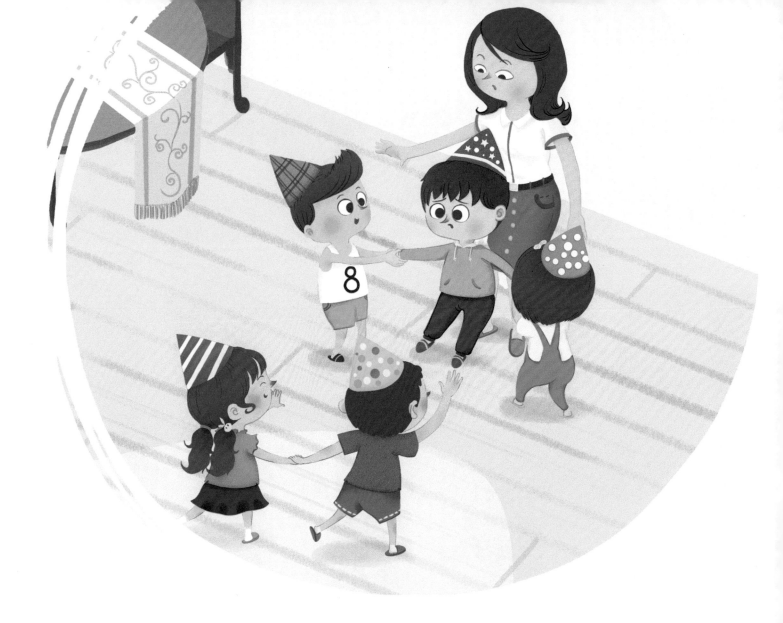

　　其他小朋友都在邀请达达，想拉着他一起跳舞。

　　可是，达达不喜欢这么做。所以他没有加入跳舞的小伙伴中。

　　"如果他实在不想，就让他看着你们跳吧。我们要尊重每一个人的感受。"姑姑对小朋友们说。

　　"哦，我知道了！我们很喜欢挤在一起玩儿，蹦蹦跳跳。但达达觉得这是不舒服的感觉，他可以说'不！'。"

唱完《生日快乐歌》之后，所有人都围在餐桌旁。小朋友们目不转睛地看着这个又漂亮又美味的蛋糕。

　　"噗！"我许完心愿，和小伙伴们一起吹灭了蜡烛。

　　"生日快乐！"大家欢呼着，开始切蛋糕。其实，小朋友们早就等不及啦！……

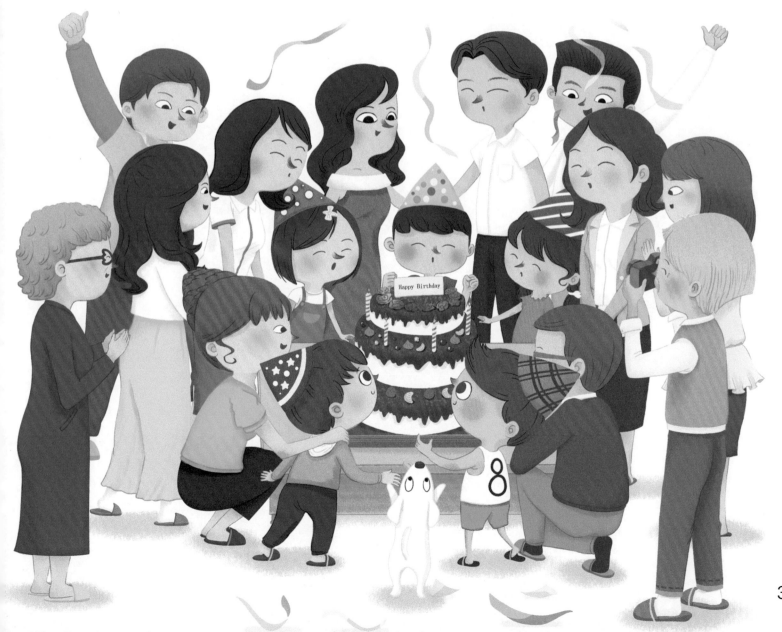